CROSSFIT

Como Bajar de Peso con CrossFit, Rutinas y Ejercicios.

Apreciado (a) Lector (a):

¡Gracias por adquirir este preciado libro! Estamos contentos de que haya encontrado lo que estaba buscando.

Este saludo es para agradecerle por ser parte de nuestra leal familia de lectores. Estamos muy agradecidos por su compra, porque no estaríamos aquí sin lectores leales como usted.

Podría haber elegido cualquier otro Libro, pero eligió el nuestro. Por ello apreciamos mucho que haya tomado esa decisión.

¡Gracias de nuevo y que lo disfrute!

Nuestro objetivo es que siempre esté satisfecho. Esperamos volver a verle de nuevo en nuestras próximas ediciones, que le aseguro personalmente, serán de mayor agrado.

*Nos alegraría mucho si se tomara un minuto de su tiempo para <u>calificar</u> nuestro libro en la página de **"Amazon.com"** (es la misma página donde compró este libro), y a la vez expresar su <u>opinión</u> en los comentarios, para que así otras personas que busquen lo mismo que usted estuvo buscando, puedan encontrarlo con mayor facilidad.*

¡Que tenga un excelente día!

Sinceramente,

Káiser Wolf Klein y equipo de trabajo.

INDICE

Entrenamientos de Crossfit. Todo lo que debes saber para entrenar correctamente

CrossFit

Es cierto que una de las **primeras adaptaciones de una persona que comienza con CrossFit es la pérdida de peso**.

Normalmente los novatos ven como de manera relativamente rápida, en comparación a otros entrenamientos como el fitness de gimnasio o las clases dirigidas, su cuerpo tiende hacia su peso ideal. Como la mayoría de nosotros cargamos con peso de más, esto suele significar perder peso.

Y es evidente también que cuántos más quilos tengas que perder, más llamativo será el cambio.

¿Quiere decir con eso que el CrossFit está diseñado específicamente para cumplir con esta función? La respuesta general es no, la respuesta con más detalle incluye un "pero sí".

La funcionalidad, el verdadero objetivo de CrossFit

El CrossFit es un programa de entrenamiento muy completo que busca que el atleta (incluye a todo aquel que hace este deporte, no sólo a los atletas de élite) desarrolle sus capacidades físicas generales:

- Resistencia cardiovascular
- Resistencia energética
- Fuerza
- Flexibilidad
- Potencia
- Velocidad
- Coordinación
- Agilidad
- Equilibrio

• Precisión

Esa es la definición de CrossFit según su creador **Greg Glassman**. Se usa como un pequeño mandamiento, y en ningún lugar se incluye "perder peso".

A la vez, se especifica que es un entrenamiento basado en **movimientos funcionales** practicados a **alta intensidad, y este trabajo suele implicar un gran esfuerzo que se suele traducir en pérdida de peso**.

Hacer todo este trabajo va a suponer un gran esfuerzo por tu parte.

Si tienes sobrepeso, te desharás de él practicando CrossFit ®, pero ve haciéndote a la idea, te lo vas a tener que currar.

Por lo tanto, aunque no sea el objetivo principal, la pérdida de peso suele acompañar el resto de los resultados por lo que se entrena en CrossFit.

¿En cuánto tiempo se adelgaza con CrossFit?

Si haces los ejercicios bien y te **alimentas de forma correcta** adelgazarás relativamente rápido. Muchas personas son capaces de apreciar cambios significativos a los 3 meses, y aún más llamativos a los 6. Sin embargo, **no se puede establecer una fecha** porque cada persona y caso es distinto, cada cuerpo tiene un metabolismo diferente y es una fórmula que incluye muchas variables.

Es totalmente válido que tu objetivo principal para apuntarte a CrossFit sea el de la pérdida de peso. Si esa es tu motivación, no hay nada que discutir. Sin darte cuenta a la vez mejorarás tu condición física y de salud, pero no olvides lo que realmente importa.

Asegúrate que aprendes la técnica correcta para ejecutar los ejercicios y así evitar lesiones. No centres tu esfuerzo sólo en perder peso. De hecho, estoy convencida de que cuando ya estés metido de lleno, tu punto de vista cambiará para centrarse en mejorar el rendimiento, disfrutar del aprendizaje y entrenar en comunidad. Conseguirás muchos logros que no te habías planteado en un principio.

¿Qué hacer para adelgazar en CrossFit?

Como podrías imaginar perder peso sigue siendo una tarea que implica más de una tarea. No hay magia, nadie puede decirte que te centres sólo en hacer CrossFit, o hacer dieta, o tomar este suplemento…

Adelgazar sigue siendo uno de los problemas más comunes de la población en general. Además, es un problema recurrente porque la gente acostumbra a seguir una dieta, en lugar de aprender a comer, a abandonar esa dieta y a sufrir el efecto rebote que les deja peor que al principio.

Si quieres perder peso de una vez y para siempre, **sólo hay una vía: cambiando tu estilo de vida**.

Sólo si realmente te importa el objetivo, estarás dispuesto a aprender. Yo te doy la información para que no malgastes el tiempo ni tu salud, y tú pones todas tus ganas, conseguirás tus objetivos.

A menudo recibo el relato agradecido de la gente que afirma que le ha cambiado la vida.

Mi libro te ayudará a adelgazar

- Tomar las riendas de tu salud
- Superar los falsos mitos sobre el CrossFit
- Conocer exactamente qué alimentos son buenos para tu salud
- Perder peso
- Mejorar tus digestiones
- Ganar energía
- Controlar tus antojos
- Integrar esta dieta como un verdadero estilo de vida

Y sí, el CrossFit te ayudará a cumplir tus metas físicas, pero jamás obtendrás los resultados que buscas sino aprendes a alimentarte como te mereces.

Mitos sobre CrossFit y perder peso

Analicemos algunas de las preguntas más repetidas en relación al CrossFit y los supuestos efectos mágicos. Veamos la verdad y sólo la verdad, porque CrossFit tiene muchas cosas buenas, no necesita que nos inventemos más □

Quiero hacer CrossFit y adelgazar sólo la barriga o las piernas

Nadie (a menos que seas un cirujano estético) puede asegurarte **perder peso de aquí o de allí**. Ni si quiera en una clase de CrossFit.

Las adaptaciones físicas de este deporte suponen una **pérdida de grasa corporal, de la que no podemos escoger la zona**, y aun aumento de la masa muscular en general ya que se trabaja de manera funcional.

La única manera en la que podrías centrar tus esfuerzos en una zona, sería buscando la hipertrofia muscular (hacer crecer los músculos) con un programa específico. Es algo más tradicional del trabajo de sala de fitness. Pero sólo hace referencia a la ganancia de músculo, nunca a la pérdida de grasa.

Desde que hago CrossFit peso más

La báscula puede ser una guía para valorar tu evolución en tus objetivos de pérdida de peso, pero no puede ser la única. Si te fijas solo en lo que pesas puedes estar llevándote una idea errónea de lo que realmente está sucediendo.

Como hemos comentado, a la vez que se pierde grasa, nuestro cuerpo aumenta la masa muscular como adaptación a los estímulos que le damos en la clase de CrossFit. Los músculos son parte del proceso de evolución. Se tienen que valorar como una ganancia positiva, pero evidentemente pesa. Y, además, más que la grasa si comparamos su volumen.

Por lo tanto, completa tus mediciones de la báscula con mediciones con cinta, por ejemplo. Muchas veces basta con mirarse al espejo para ver que tienes menos cintura, y más glúteo, por ejemplo. Pero si eres de los que te gusta hacer un seguimiento analítico, no te quedes sólo con el número de la báscula.

No quiero hacer CrossFit porque musculo muy rápido

De la misma manera que hemos comentado que los resultados suelen ser adelgazar y ganar músculo, no todo es tan rápido como nos pensamos. En especial la ganancia de músculo suele ser un proceso más lento de lo que nos pensamos.

Hay diferentes tipos de metabolismo que tienen más o menos facilidad para alcanzar un cuerpo más atlético con menos grasa y más músculo, pero aun así, nadie pone un pie en un box de CrossFit y automáticamente le comienzan a crecer nuevos músculos como setas.

Si buscamos información sobre CrossFit y vemos a deportistas de élite que dedican viven por y para este deporte, estaremos cometiendo un gran error. No podemos pensar que tendremos el físico de **Mat Fraser** o **Tia Toomey** que son las personas más en forma del mundo por varios años consecutivos.

Su planificación de entrenamientos, comidas, descansos… no tiene nada que ver con la tuya o la mía que hacemos CrossFit para divertirnos. Así que no te preocupes, puedes coger una barra de hierro que no te convertirás en Hulk automáticamente.

7 ejercicios fundamentales que todo atleta CrossFit debe dominar antes o después

Si quieres ser un buen atleta CrossFit, compitas o no, hay 7 ejercicios fundamentales que debes dominar tarde o temprano. Te contamos cuáles son para que te pongas con ellos a tope.

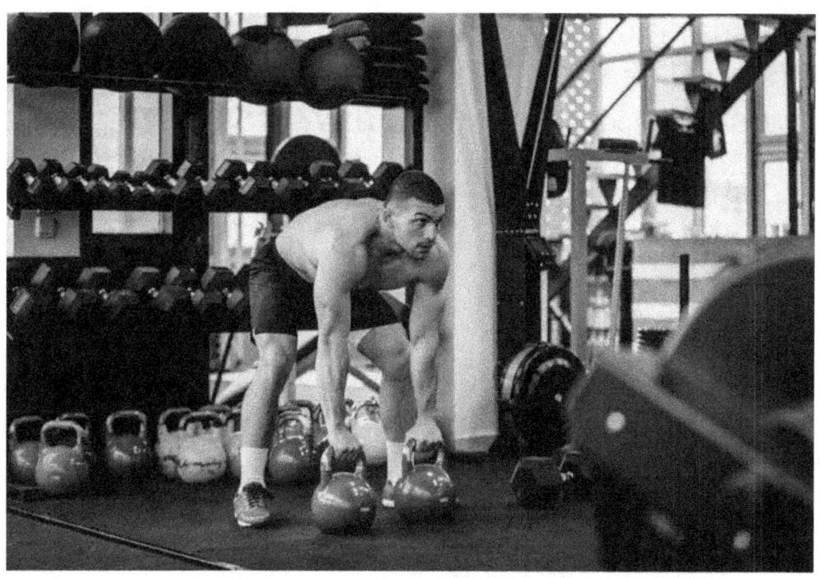

5, 10, 20... habría decenas de **ejercicios** que deberías dominar para ser un **buen atleta CrossFit,** tanto si compites como si no. De hecho, lo mejor del **CrossFit** es eso, superarte día a día, mejorar cada vez más la **técnica** y dominar cuantos más ejercicios mejor. Pero hay 7, fundamentales, que deberías tener como puntos fuertes sí o sí.

7 ejercicios fundamentales de CrossFit que debes dominar

1- La sentadilla frontal o front squat

Un movimiento básico para darle fuerza y potencia a todo tu tren inferior, y que te ayudará a mejorar en otros ejercicios como el push jerk.

Entre los errores que debes evitar: no apoyar la barra en el pecho o bajar los codos durante el movimiento. Aporta flexibilidad, ayuda a corregir tu postura corporal y aporta firmeza al core también y de manera integral.

This content is imported from YouTube. You may be able to find the same content in another format, or you may be able to find more information, at their web site.

2- Peso muerto o deadlift

Un básico del **powerlifting** y ejercicio full body básico en el CrossFit y en cualquier rutina fitness. ¿Beneficios? Todos. Importantes ganancias de fuerza y ayuda a quemar grasa, por ejemplo. Espalda recta, mirada al frente y glúteos fuertes.

This content is imported from YouTube. You may be able to find the same content in another format, or you may be able to find more information, at their web site.

3- Muscle up

Hacer dominadas estrictas está muy bien, pero hay que dominar las muscle up a la perfección, como ya nos contó el Fittest in Spain 2019 **Alexander Anasagasti.** Al hacer las muscle-up ejercitas todos estos músculos: espalda alta, bíceps y tríceps, pectorales y core. Se trata de un movimiento perfecto para ganar fuerza, masa muscular y equilibrio.

Fundamental no forzar mucho los codos para evitar lesiones, sobre todo cuando al principio subimos antes un brazo que el otro.

Y otro factor clave será traccionar sobre la barra con la mayor potencia que puedas, para situar la barra por debajo de nuestro pecho al finalizar el tirón.

4- Clean o cargada

Músculos trabajados: es un ejercicio multiarticular y se ejercitan desde los flexores de la cadera a los glúteos, los cuádriceps o los trapecios. Es ideal para desarrollar la potencia y, por supuesto, quemar grasa.

This content is imported from YouTube. You may be able to find the same content in another format, or you may be able to find more information, at their web site.

5- Clean and jerk

Levantamiento olímpico que implica muchísimos músculos y que, además de mejorar tu capacidad cardiovascular, te ayudará a ganar fuerza en todo el cuerpo y construir mucho músculo.

This content is imported from YouTube. You may be able to find the same content in another format, or you may be able to find more information, at their web site.

6- Double under y/o air bike

Un poco de cardio con los **double under** y la air bike. Si quieres ganar resistencia para cuando toque WODs largos, la **air bike** es fundamental y los double under también.

This content is imported from YouTube. You may be able to find the same content in another format, or you may be able to find more information, at their web site.

7- Wall ball shots o lanzamientos de balón medicinal

Otro básico para ganar fuerza y resistencia cardio, recuerda hacer bien la sentadilla e impulsar el balón hacia arriba con la potencia de tu tren inferior y acompañando el movimiento con los brazos.

Por supuesto hay muchos más ejercicios, como el **snatch** o las ring muscle up, así que ve añadiendo ejercicios a tu repertorio más top de **CrossFit.**

DICCIONARIO DE CROSSFIT

EN EL CROSSFIT TENEMOS NUESTRO PROPIO DICCIONARIO Y NOMENCLATURA DE TÉRMINOS PARA PODER ABREVIAR O RESUMIR LOS NOMBRES DE MUCHOS DE LOS EJERCICIOS

Aquí te dejamos un diccionario para que los aprendas

Términos básicos de CrossFit

AFAP - As Fast As Possible: Lo más rápido que puedas.

AHAP - As Heavy As Possible: Tan pesado como puedas.

AMRAP - As Many Repetitions (or Rounds) As Possible: Todas las repeticiones (o rondas) posibles.

BW - Body weight: Peso Corporal.

Box: Espacio, gimnasio o centro donde se entrena CrossFit.

Cal: Calorías.

Chipper: Entrenamiento con muchas repeticiones y muchos movimientos.

CrossFit: Entrenamiento funcional, constantemente variado, ejecutado a alta intensidad.

CrossFitter: Persona que hace CrossFit.

EMOM - Every Minute on the Minute: Hacer un número determinado de repeticiones dentro de cada minuto.

False Grip: Agarre Falso. Es un tipo de agarre empleado en movimientos de gimnasia, especialmente en las anillas. Se realiza metiendo la mano en la anilla hasta que la muñeca la toque, rodeando con los dedos la anilla.

For Quality - Por Calidad: Cuando no importa el tiempo en el que realices el movimiento, sino la técnica y calidad del mismo.

For Time: Por tiempo.

Hook Grip: Agarre de Gancho. Es un tipo de agarre empleado en movimientos de halterofilia para mejorar la estabilidad y dar mayor seguridad. Se basa en utilizar el dedo pulgar como gancho, sujetando la barra, mientras el resto de los dedos rodean al pulgar.

MetCon - Metabolic Conditioning: Acondicionamiento metabólico.

PR - Personal record: Record Personal.

Rep: Repetición.

Rest Day: Día de descanso.

RM - Repetition maximum: Máxima carga que un individuo puede mover.

ROM - Range of Motion: Rango de movimiento.

Rx'd - As prescribed: Entrenamiento o ejercicio realizado correctamente sin ninguna modificación.

Scaled: Ejercicio escalado o modificado.

Set: Cantidad de veces que se realiza un determinado número de repeticiones. Por ejemplo 4 sets de 5 reps.

Strength: Fuerza.

TABATA: tipo de entrenamiento que consiste en 8 intervalos de 20 segundos de trabajo intenso y 10 segundos de descanso. Su nombre viene del creador de este método el doctor Izumi Tabata.

Time Cap: Tiempo límite que tiene un WOD para completarse.

UB - Unbroken: Es cuando se realiza un ejercicio de principio a fin sin descanso.

Warm up: Calentamiento.

WOD - Workout of the day: Entrenamiento del día.

Movimientos de CrossFit y sus Abreviaturas

Arch Rock: Balanceo en posición de superman.

BS - Back Squat: Sentadilla trasera con peso detrás de la nuca.

BP - Bench Press: Press de banca.

Box Jump: Salto al cajón.

BRP - Burpee.

CLN: Clean: Cargada. Consiste en llevar una carga desde el suelo hasta los hombros. Versiones adicionales incluyen: Hang Clean (HC)(Clean desde rodillas), Power Clean (PC), y Squat Clean (SC).

C&J - Clean and Jerk: Cargada y envión. La unión de realizar un clean y seguidamente un Jerk.

CTB / C2B - Chest to Bar: Pecho a la barra. Dominadas en las que debes tocar el rack con el pecho.

DL - Deadlift: Peso muerto. Levanta un peso del suelo hasta la extensión completa de cadera.

DU's - Double Unders: Dos vueltas de la comba en un salto.

FS -Front Squat: Sentadilla Frontal con el peso por delante.

Hang: Colgado. En movimientos halterofilia, se utiliza cuando el movimiento (clean o snatch) comienza desde la rodilla o por encima de ella.

Hollow: Ejercicio funcional que consiste en estar tumbados boca arriba, con piernas y brazos extendidos (brazos hacia atrás y a los lados de la cabeza) y levantados del suelo contrayendo zona abdominal.

Hollow Rock: Balanceo en posición de hollow.

HSPU - Hand Stand Push-Up: Pino flexión ó Parada de manos con flexión.

K2E - Knees to Elbows: Consiste en estar colgados en la barra y llevar las rodillas a los codos.

MU - Muscle Up: Movimientos combinados que encadenan un balanceo con un fondo de Tríceps (puede ser en anillas o en barra).

OHS - Over Head Squat: Sentadilla con peso por encima de la cabeza.

Pistol: Sentadilla a una pierna.

PP - Push Press: Press de hombros con empuje. Consiste en llevar la barra desde tus hombros hasta arriba de tu cabeza con un impulso con las piernas para empujarla hacia arriba. El movimiento termina con fuerza estricta de hombros.

PJ - Push Jerk: Press con Envión. Consiste en llevar la barra desde tus hombros hasta arriba de tu cabeza con un impulso con las piernas para empujarla hacia arriba y además, una ligera flexión de piernas al final del movimiento para recibir la barra desde más abajo para ayudarnos un poco más a levantarla.

PU - Pull Up or Push Up: Dominadas o flexiones.

Ring dips: fondos de tríceps en anillas

Rope climb: escalar la cuerda con o sin ayuda de las piernas (Es el momento en el que todos nos sentimos bomberos).

SDL - Sumo Deadlift: Peso Muerto en con las piernas en posición de sumo

SDHP - Sumo Deadlift High Pull: Consiste en realizar un peso muerto en posición de sumo, y luego de que la barra llegue a la cadera, realizar un empuje y tirar con los brazos la barra hasta la altura de la barbilla.

SP - Shoulder Press: Press de hombros estrictos. Consiste en llevar la barra desde tus hombros hasta arriba de tu cabeza únicamente con la fuerza estricta de tus hombros.

SN - Snatch: Arrancada: Consiste en levantar la barra del suelo hasta arriba de la cabeza en un solo tiempo. Versiones adicionales incluyen, Hang Snatch (HS), Power Snatch (PS), y Squat Snatch (SS).

Split Jerk: Envión. La técnica es similar al Push Jerk, con la diferencia que al momento de flexionar las piernas para terminar el movimiento, las piernas se mueven una hacia delante, y otra hacia atrás.

SQ - Squat: Sentadilla.

S-ups: Sit ups.

SU's - Single Unders: Una vuelta de la comba en un salto.

Superman: Ejercicio funcional que consiste en estar tumbados boca abajo, con piernas y brazos extendidos y elevados lo más que se pueda para que no toquen suelo ni cuádriceps ni brazos.

T2B - Toes to Bar: Consiste en estar colgados en la barra y toca la barra con los pies.

V-ups: Abdominales en V.

WBS - Wall Ball Shot: Lanzamiento de bola a la pared.

Materiales/ equipación para CrossFit

Abmat: Almohadilla para apoyar lumbar a la hora de hacer abdominales.

AssBike: Assault bike.

Barbell: Barra olímpica.

Bikerg: Bicicleta estática

DB - Dumbbell: Mancuerna.

KB - Kettlebell: Pesa rusa.

Ring: Anillas utilizadas para realizar movimientos gimnásticos.

Rack: Estructura metálica para hacer los diferentes ejercicios de gimnasia: dominadas, T2B, etc.

Row: Remo

Skierg: Esquiadora

Entrenamientos de Crossfit. Todo lo que debes saber para entrenar correctamente

Todo el mundo está capacitado para practicar Crossfit pero no todo el mundo lo hace bien. En muchas ocasiones, las ganas por levantar más kilos no van en relación con el nivel de técnica que requiere el ejercicio y esto podría considerarse un entrenamiento sí, pero no un entrenamiento correcto.

Los **entrenamientos de crossfit** son algo más que levantar pesos. Son, además de fuerza, flexibilidad, resistencia y potencia. En Crossfit, a no ser que vayas a entrenar por tu cuenta, los entrenamientos son cada día diferentes para que el cuerpo no se acostumbre a trabajar siempre los mismos músculos y para que trabajes todas las partes del cuerpo por igual.

Es muy importante, cuando alguien se inicia en el Crossfit contar con un profesor que te ayude y enseñe todos estos movimientos, sobre todo los relacionados con la halterofilia pero... ¡Hasta **hacer burpess correctamente** requiere de técnica!

Qué son los entrenamientos de crossfit

En vez de definir un **entrenamiento de Crossfit**, vamos a empezar por lo que no es. Los entrenamientos de Crossfit no están hechos para gente que esté muy en forma, aunque sí es verdad que el nivel de intensidad de los ejercicios es muy alto.

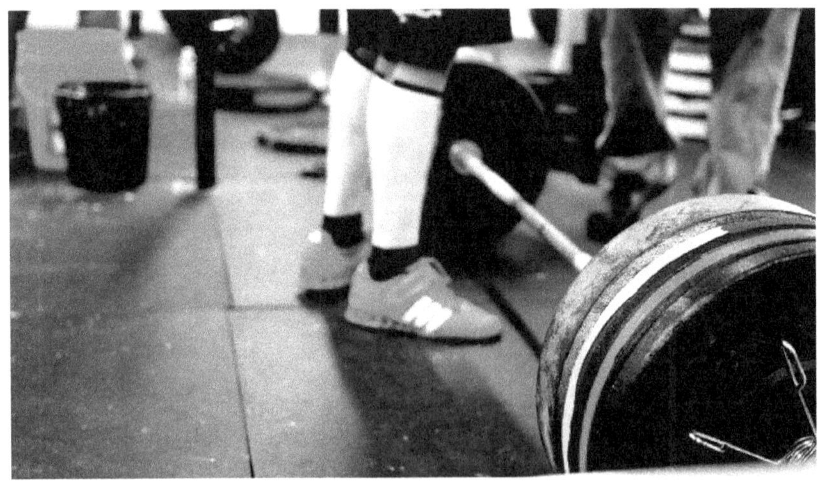

No hay que olvidar que el Crossfit surge como un entrenamiento para militares, personas que, en principio, deberían tener un buen acondicionamiento físico.

El objetivo es que estuviesen capacitadas físicamente para **poder enfrentarse a cualquier reto** que pudiese surgir durante su trabajo.

Como se trabaja dándolo todo, de forma literal, también se consiguen resultados en menos tiempo. Si te estás preguntando si el Crossfit es para ti, sí lo es porque todos los ejercicios se pueden modificar y adaptar a tus necesidades.

Esta claro que ni el primer día, ni el segundo ni el tercero serás capaz de hacer una flexión de pino o un muscle up, a no ser que ya estés muy en forma, pero no suele ser lo habitual...

Los primeros días tendrás que prepararte para sufrir agujetas y da igual que vengas del gimnasio y te creas que estás en forma porque nunca estarás preparado para el Crossfit hasta que empieces a practicarlo.

Eso sí, los **beneficios del crossfit** también están garantizados.

Tipos de entrenamientos de crossfit

Los entrenamientos los marca el WOD del día 'Workout of the Day' que el profesor marca en una pizarra. Todos los entrenamientos duran una hora, pero los WOD pueden durar 5,10, 15, 20 minutos... Dependiendo del ejercicio. La hora se divide en calentamiento, técnica, WOD y estiramiento.

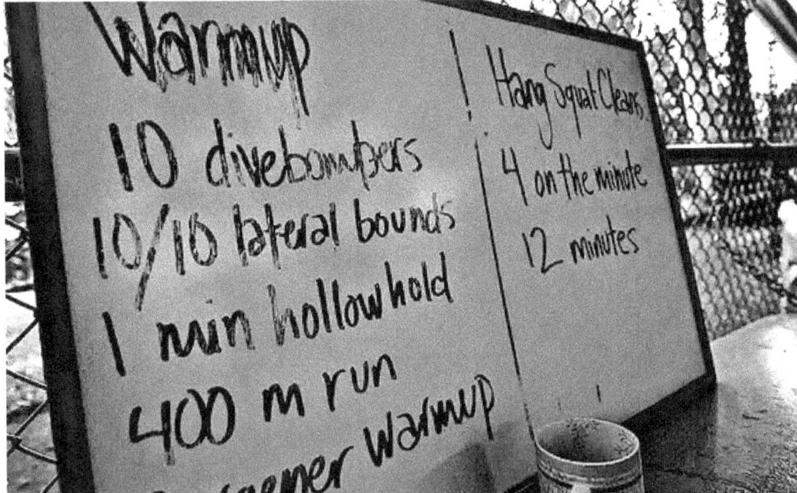

Existen WOD que ya vienen predeterminados y que tienen nombres de mujer. Solo los valientes son capaces de enfrentarse a Nancy o a Karen.

Además de las chicas, también están los héroes.

Dada la implicación de los militares con esta disciplina, comenzaron a poner a algunas rutinas, los nombres de los soldados caídos durante el servicio, como manera de rendirles homenaje.

Diferencias entre Crossfit y entrenamientos funcionales

Puede parecer una contradicción porque el Crossfit se basa en entrenamientos funcionales pero no es un entrenamiento funcional.
Vamos a tratar de explicarlo:
En primer lugar, en Crossfit se realizan **ejercicios propios de la halterofilia** que poco tienen que ver con los ejercicios funcionales.

La intensidad de los ejercicios que se practican es mucho más elevada, siendo los tiempos de descanso menos flexibles que en un entrenamiento funcional.

Aunque tanto en Crossfit como
en **entrenamiento funcional** se comparten
algunos ejercicios, como el que se realiza con
kettlebell o pesa rusa, la variación de
ejercicios en Crossfit es más elevada.

Los grupos de Crossfit, deben o deberían ser
más reducidos que la gente que puede haber
en una clase de funcional, con personal
cualificado encargado de vigilar que los
ejercicios se realicen correctamente.

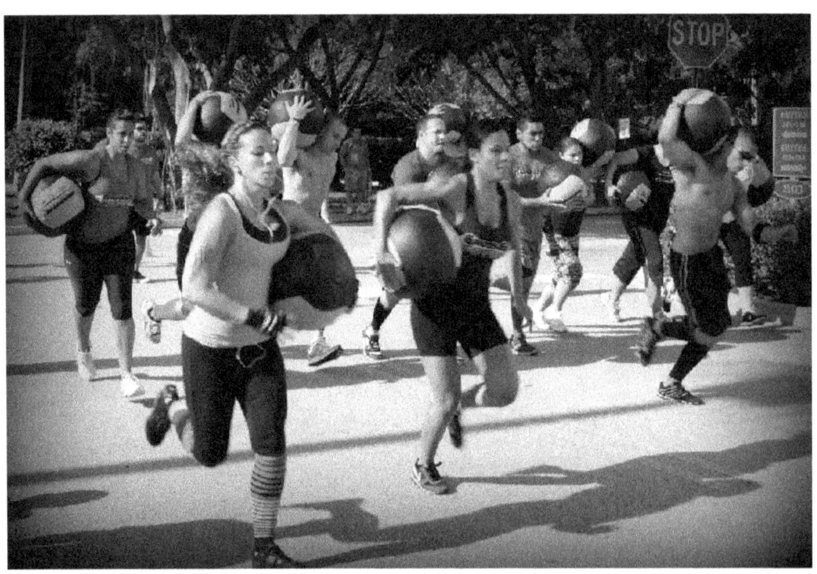

Rutinas, tablas y ejemplos de entrenamientos de Crossfit

En realidad no se puede hablar de rutinas en Crossfit. **La única rutina que sirve es la de acudir al box con regularidad**.

Antes, os hemos hablado de las 'girls' y los héroes del Crossfit. Si os habéis quedado con las ganas de conocerlos os los presentamos ahora.

Cuando se hace un héroe o una 'girl' se recomienda apuntar el tiempo y el peso y volver a repetirlo al cabo de unos meses.

Así tendrás una buena perspectiva de tus mejoras.

Estas son las 21 chicas:

Bárbara: 5 rondas con 3 minutos de descanso
    20 Pull ups (dominadas)

- 30 Push ups (flexiones)
- 40 Sit ups (abdominales)
- 50 Squats (sentadillas)

Chelsea: ENOM 30 minutos (Todas las repes en cada minuto)
- 5 Pull ups
- 10 Push ups
- 15 Squats

Mary: AMRAP 20 MINUTOS (Todas las repes que puedas en 20 minutos)
- 5 Handstand push ups (pinos)
- 10 Pistol Squats (sentadillas a 1 pierna)
- 15 Pull ups

Cindy: AMRAP 20 minutos
- 5 Pull ups
- 10 Push ups
- 15 Squats

Annie: 50-40-30-20-10
- Double unders (Doble salto de comba)
- Sit ups

Nicole: AMRAP 20 Minutos
- 400 metros carrera
- Máxima repeticiones pull-ups

Angie: AFAP (Sin tiempo pero todo lo rápido que puedas)
- 100 Pull ups
- 100 Push ups
- 100 Sit ups
- 100 Squats

Eva: 5 rondas
- 800 metros de carrera
- 30 kettlebell swings

Helen: 3 rondas
- 400 metros de carrera
- 21 kettlebell swings
- 12 Pull ups

Kelly: 5 rondas
- 400 metros carrera

- 30 24" saltos al cajón
- 30 Wall balls (Balón a la pared)

Karen: AFAP
- 150 Wall balls

Amanda: 9-7-5
- Muscle ups
- Snatch

Jackie: AFAP
- 1000 metros remo
- 50 thrusters
- 30 pull ups

Diane: 21-15-9
- Peso muerto
- Handstand push ups

Fran: 21-15-9
- Thursters
- Pull ups

Elizabeth: 21-15-9
- Cleans
- Ring dips

Nancy: 5 Rondas:
- 400 metros carrera
- 15 Overhead squats

Lynne: 5 rondas a máximas repeticiones:
- Press Banca con tu peso corporal
- Pull- ups

Isabel: AFAP
- 30 Snatches

Linda: 10/9/8/7/6/5/4/3/2/1
- Deadlift (Peso muerto) 1/2 peso corporal
- Press Banca con peso corporal
- Clean 3/4 del peso coporal

Grace: AFAP
- 30 Clean and jerks

Si aún te queda aliento, ahora te presentamos 21 héroes:

JT: 21-15-9
- Handstand push-ups)
- Fondos en anillas (Ring dips)
- Push-ups

Michael: 3 rondas
- 800m corriendo
- 50 Back extensions (lumbares)
- 50 Sit ups

Tommy V: 5 rondas
- 21 Thruster
- 12 Rope climb (subir la cuerda) 4 metros
- 15 Thruster
- 9 Rope climb

- 9 Thruster
- 6 Rope climb

Joshie: 3 rondas
- 21 Snatch con mancuernas con el brazo derecho
- 21 Pull-ups
- 21 Snatch con mancuernas con el brazo izquierdo
- 21 Pull-ups

Badger:
- 30 Squat clean
- 30 Pull-ups
- 800 metros de carrera

Daniel:
- 50 Pull-ups
- 400 metros de carrera
- 21 Thruster
- 800 metros de carrera
- 21 Thruster
- 400 metros de carrera
- 50 Pull-ups

Murph: Tan rápido como se pueda. Este ejercicio debería hacerse también con un chaleco lastrado de 10 kilos.

- Correr una milla (1,6 kilómetros)
- 100 Pull-ups
- 200 Push-ups
- 300 Squats
- Correr una milla (1,6 kilómetros)

Jason:
- 100 Squats
- 5 Muscle-ups
- 75 Squats
- 10 Muscle-ups
- 50 Squats
- 15 Muscle-ups
- 25 Squats
- 20 Muscle-ups

Josh:
- 21 Overhead squat
- 42 Pull-ups
- 15 Overhead squat
- 30 Pull-ups

- 9 Overhead squat
- 18 Pull-ups

McGhee:

- 5 Deadlift
- 13 Push-ups
- 9 Box jumps, 24»

Nate:

- 22 Muscle-ups
- 4 Handstand Push-ups
- 8 Kettlebell swings

Griff:

- 800 metros de carrera
- 400 metros de carrera hacia atrás
- 800 metros de carrera
- 400 metros de carrera hacia atrás

Ryan: 5 rondas

- 7 muscle-ups
- 21 burpees

Erin: 5 rondas por tiempo:
* 15 Dumbbells split cleans (con mancuerna)
* 21 Pull-ups

Mr. Joshua: 5 rondas por tiempo:
* 400 metros de carrera
* 30 sit-ups
* 15 Deadlift

DT: 5 rondas
* 12 Deadlift
* 9 Hang power clean
* 6 Push jerk

Danny: Todas las repeticiones que puedas en 20 minutos:
* 30 Box jumps
* 20 Push press
* 30 Pull-ups

Hansen: 5 rondas
* 30 Kettlebell swing
* 30 burpees

- 30 sit-ups (GHD)

Tyler: 5 rondas:
- 7 Muscle ups
- 21 Sumo- deadlift

Stephen: 30-25-20-15-10-5:
- Sit-ups (GHD)
- Back extension
- Knees to elbows (rodillas a codos)
- 40 Deadlift

Garrett: 3 rondas:
- 75 Squats
- 25 Rings Handstand push-up (dominadas en anillas)
- 25 Pull-ups

Hay todavía más héroes: Luce, Severin, Jack, Collin... Esta es solo una particular forma de rendirles homenaje y de que no caigan en el olvido.

Aquí te hemos mostrado **42 entrenamientos de Crossfit** para que puedas empezar a trabajar, porque sí hay que hacer todo eso y todas esas veces y sí, se pueden hacer, tú los puedes hacer ¡A por el WOD!

Los 12 Wods de Crossfit más Salvajes que he Probado

Ya hemos visto y tenemos comprobado que el Crossfit es un deporte muy exigente **desde el warm up hasta el wod**.

En los wods es donde se da todo, donde se apuntan los resultados que meses después repetirás para comprobar cuánto has mejorado.

Un wod ya de por sí es duro, tiene que costar, pero **existen 12 wods de Crossfit salvajes solo aptos para los más valientes**. Algunos tienen nombre de héroes, otros son algunas de las chicas del Crossfit y otros los hemos visto en campeonatos recientes.

Y es que cada vez más, en las competiciones, **se busca poner al límite a los atletas** para medir su capacidad, su resistencia, su fuerza y también **su fuerza mental** porque para enfrentarte a un wod como estos hay que estar en forma pero también hay que trabajar el aspecto psicológico.

¿Estás preparado?

Los 12 wods de Crossfit más extremos

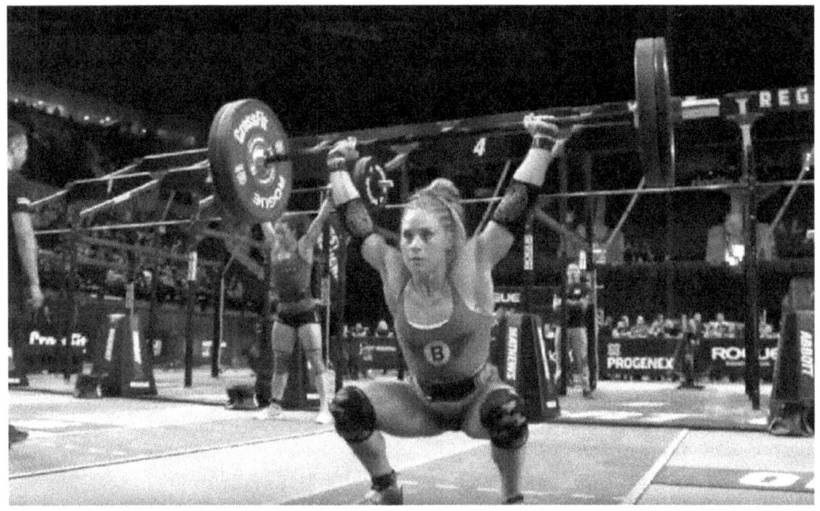

Fran:

• 21-15-9 repeticiones de Thrusters (42'5/30kg Rx) y pull ups.

A priori el **Fran** no parece muy extremo, ¿Verdad?

Sobretodo si no miramos el peso... **Este wod se realiza contra reloj**.

El objetivo es hacerlo en el mínimo tiempo posible. Hacer un Fran muy decente, no debería llevarte más de 5 minutos. Los mejores atletas lo hacen por debajo de los 2 minutos.

Murph

Vamos con otro héroe. El segundo **wod más extremo** es el **Murph**.

Consiste en:

- **1.6km carrera**
- **100 dominadas**
- **200 flexiones**
- **300 sentadillas**
- **1.6km carrera**

Además, **para hacer este wod bien deberías utilizar un chaleco lastrado con 10 kilos** de peso. Es un wod largo.

Los atletas pros tardan por debajo de los 30 minutos y hacerlo en menos de 45 es todo un logro.

En los Games de 2015 y estamos hablando de la élite del Crossfit, hubo atletas que acabaron desmayados y vomitaron y otros tantos lo acabaron fuera de tiempo.

Los grandes héroes de esta prueba fueron **Samantha Briggs**, por algo en sus cuentas aparece como @bicepslikebriggs y entre los hombres, el héroe de esta prueba fue BK Gudmundsson que acabó tercero en la competición. **Terminó el Murph en 39 minutos y 20 segundos.**

Kalsu

Seguimos entre héroes y vamos a continuar con el tercer wod de Crossfit más extremo: Se llama **Kalsu** ¿Lo habéis sufrido ya?

- **100 thrusters (61kg/38kg Rx)**
- **Con 5 burpees cada minuto. Se empieza con burpees.**

Si es que **solo con mencionar los** burpees **ya cuesta**… Y si sumamos thruster que ya de por sí son duros… **Tenemos** un wod salvaje.

Es un wod largo, se pueden tardar unos 45 minutos y muy duro conforme van pasando los minutos.

The Don

Vamos con otro wod extremo y largo.

Se trata en total de 666 repeticiones que se reparten en 10 ejercicios muy duros.

- **66 Deadlifts 50 kg**
- **66 Box jump 60 cm**
- **66 Kettlebell swings 24 kg**
- **66 Knees to elbows**
- **66 Sit-ups**
- **66 Pull-ups**
- **66 Thrusters, 30 kg**
- **66 Wall ball shots 9 kg**
- **66 Burpees**
- **66 Double-unders**

Con este ejercicio sufren todas las partes y músculos del cuerpo: rodillas, manos... Un ejercicio muy desgastador y agotador.

King Kong

Este wod es considerado por muchos como el wod más salvaje de Crossfit y se llama **King Kong**.
Hacerlo con los pesos oficiales está al alcance de muy pocos.

3 rondas por tiempo:

- **1x Deadlift 206/147 kg Rx**
- **2x Muscle-up en anillas**
- **3x Squat clean 113/70 kg Rx**
- **4x Handstand push-up**

El atleta estadounidense Rich Froning, ganador de los Crossfit Games 4 veces completa el **King Kong en menos de 3 minutos.**

Miagi

Con **Miagi** terminamos los wods más extremos de héroes.

Este wod es muy parecido al Filthy fifty pero se realiza con más peso y los ejercicios que se realizan también requieren más técnica.

- **50 Deadlift 61kg/43kg Rx**
- **50 Double Kettlebell Swings 2*24/2*16kg Rx**
- **50 Push Ups**
- **50 Clean and Jerk 61kg/43kg Rx**
- **50 Pull Ups**
- **50 Kettlebell Taters 24/16 kg Rx**
- **50 Box Jumps 60/50cm**
- **50 Wall Climbs**
- **50 Knees to Elbows**
- **50 Double Under**

Los héroes y las 'girls' son duras pero en cada competición de Crossit se trata de 'tensar un poco más la cuerda' y llevar al límite a los atletas buscando nuevas rutinas y ejercicios con las que buscar la máxima de cada uno.

Algunos de los wods son casi sobrehumanos e inhumanos, vamos a ver otros wods de Crossfit extremos de verdad:

Event Breathless

Este wod es para dejarte sin respiración. Consiste en:

* **2 rondas:**
* **75 metros de nado**
* **25 metros de buceo empujando un disco de 25 kilos.**

Porque aunque no haya piscina en los box, en Crossfit también se nada.

Hemos querido **incluir el evento Breadless en la lista de los 12 wods más salvajes** porque se trata de ejercicios que no se realizan con frecuencia, pero que no significa que no haya que hacerlos cuando tocan.

Este wod formó parte del Dubai Fitness Championship de este año.

Iron Triatlon

Aquí encontramos otro wod extremo y largo que los atletas tardan hasta hora y media en realizar:

Una progresión de una a 20 repeticiones de:

* **Deadlift con 150% del peso corporal**

- **Press de banca con peso corporal**
- **Clean con 75% del peso corporal**

Un wod tan extremo como duro que pocos atletas son capaces de terminar.

Sin duda tienes que estar hecho de acero para completar este wod sin lesionarte.

Trail Run Games

En los Crossfit Games de este año, 2016, los atletas se encontraron con una sorpresa que no esperaban.

Se tuvieron que desplazar 300 kilómetros para llegar hasta el rancho Aromas para correr 7 kilómetros divididos en 3 secciones con importantes desniveles de hasta el 50% donde tenían que ayudarse hasta con las manos para poder subir.

Esto es correr, elevado a la máxima potencia.

Event 9: The Separator

Este es uno de los wods que se realizó en los **Crossfit Games** de este año. Consistía en un time cap de 16 minutos para completar estos ejercicios:

Hombres

- **12 ring handstand push-ups**
- **15 back squats**
- **20 burpees**
- **9 ring handstand push-ups**
- **18 front squats**
- **20 burpees**
- **6 ring handstand push-ups**
- **21 overhead squats**
- **20 burpees**

Mujeres

- **15 back squats**
- **20 burpees**
- **6 ring handstand push-ups**
- **18 front squats**
- **20 burpees**
- **4 ring handstand push-ups**
- **21 overhead squats**
- **20 burpees**

- **2 ring handstand push-ups**

Parece increíble poder hacer todas estar repes en 16 minutos, ¿Verdad?

Por eso también lo hemos incluido como uno de los wods más duros de crossfit.

Lo más complejo de este wod es que los hombres, en posición de muscle up tenían que darse la vuelta y desde colgado, en posición de pino, sacar las flexiones.

Además, es la primera vez que se incluyó este ejercicio en un campeonato.

Event 15: Redemption

Seguimos con los wods de los Games de este año.

La dificultad de este ejercicio es que aparece el **pegboard**. No se suele realizar demasiado en los box ya que solo es apto para los más experimentados.

El wod consistía en:

Un time cap de 10 minutos:

- **3 pegboard ascents**
- **21 thrusters**
- **2 pegboard ascents**
- **15 thrusters**
- **1 pegboard ascent**
- **9 thrusters**

Hombres con 61 kilos y mujeres 38 kilos.
El pegboard ya es un ejercicio muy duro al que
hay que sumar los thruster.

Sin duda, el event 15: The Redemption
merece un puesto entre los 12 wods más
extremos de Crossfit.

Spanish Throwdown. Wod 4: Assault wod

Este año se volvía a celebrar el **Spanish
Throwdown en Madrid** y de este evento
hemos rescatado el wod 4: assault wod que no
pasó desapercibido para nadie por su dureza.
Consistía en:

- **21-15-9:**
- **Calorias Assault Bike.**

- **Thrusters 45/35 Rx**
- **Toes to Bar**

La assault bike es uno de los ejercicios que más desgastan, sumando la complejidad de los Thruster y acabando con los T2B.

¿Qué te han parecido estas 12 rutinas? ¿Listo para practicar los wods más duros de crossfit en tu box?

Apreciado (a) Lector (a):

¡Gracias por adquirir este preciado libro! Estamos contentos de que haya encontrado lo que estaba buscando.

Este saludo es para agradecerle por ser parte de nuestra leal familia de lectores. Estamos muy agradecidos por su compra, porque no estaríamos aquí sin lectores leales como usted.

Podría haber elegido cualquier otro Libro, pero eligió el nuestro. Por ello apreciamos mucho que haya tomado esa decisión.

¡Gracias de nuevo y que lo disfrute!

Nuestro objetivo es que siempre esté satisfecho. Esperamos volver a verle de nuevo en nuestras próximas ediciones, que le aseguro personalmente, serán de mayor agrado.

*Nos alegraría mucho si se tomara un minuto de su tiempo para calificar nuestro libro en la página de "**Amazon.com**" (es la misma página donde compró este libro), y a la vez expresar su opinión en los comentarios, para que así otras personas que busquen lo mismo que usted estuvo buscando, puedan encontrarlo con mayor facilidad.*

¡Que tenga un excelente día!

Sinceramente,

Káiser Wolf Klein y equipo de trabajo.

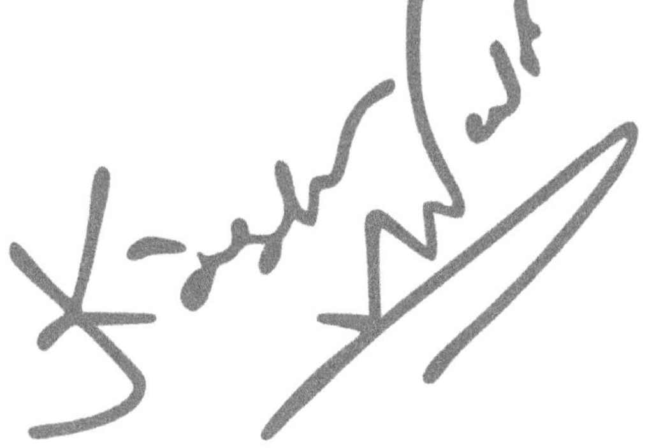